LES

ALADIES INFECTIEUSES

LEÇON

DE

M. le Professeur JACCOUD

---

11 NOVEMBRE 1882

PARIS

ADRIEN DELAHAYE et ÉMILE LECROSNIER, ÉDITEURS

PLACE DE L'ÉCOLE-DE-MÉDECINE

1883

LES
MALADIES INFECTIEUSES

—

LEÇON

DE

M. le Professeur JACCOUD

———

11 NOVEMBRE 1882

———

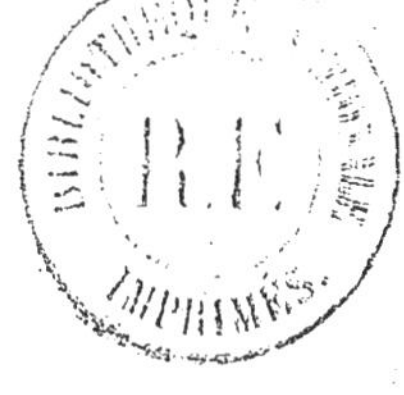

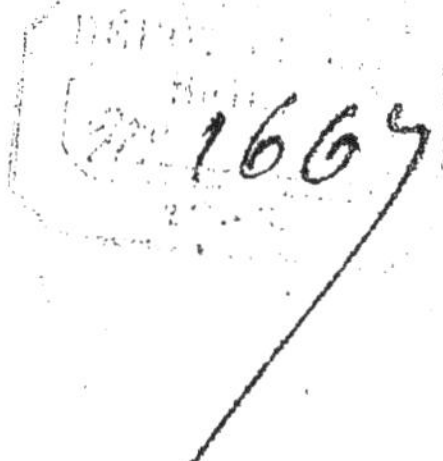

PARIS

ADRIEN DELAHAYE et ÉMILE LECROSNIER, ÉDITEURS

PLACE DE L'ÉCOLE-DE-MÉDECINE

—

1883

LES

MALADIES INFECTIEUSES

Messieurs,

Le programme de mon ensignement pour ce semestre, comprend les maladies infectieuses et les maladies constitutionnelles : je me propose de vous présenter aujourd'hui quelques considérations d'ensemble sur la classe des maladies infectieuses.

I

L'idée d'infection, Messieurs, est entièrement étiologique, et la classe des maladies infectieuses est uniquement et exclusivement fondée sur une notion de cause. Mais permettez que pour plus de clarté je procède ici par comparaison avec une autre classe de maladies, que plus d'un caractère rapproche des maladies infectieuses ; je veux parler des maladies toxiques, des empoisonnements.

Que se passe-t-il dans les maladies toxiques, que le poison d'ailleurs soit minéral, végétal ou animal, peu importe? ce qui se passe, le voici. Une substance nuisible, toxique, est introduite dans l'organisme, elle y suscite directement, fatalement et par elle-même une série de désordres, dont l'ensemble constitue une maladie nettement définie, à évolution uniforme.

Ici donc, la cause est tout à fait *spéciale*, elle n'a rien à voir avec les éléments communs de l'étiologie, elle possède une individualité pleinement accusée ; — la cause est *nécessaire*, il est à peine besoin de le dire, pas d'empoisonnement sans poison ; — la cause est *unique* pour un même empoisonnement, elle ne peut être suppléée par aucune autre ; — la cause est *suffisante*, elle n'a besoin du concours d'aucune autre condition pour produire ses effets ; — la cause est *immuable dans ses effets* pour la même espèce animale, et par suite de ce rapport constant la cause peut être révélée par ses effets, alors même qu'on n'a pas assisté à l'introduction du poison dans l'organisme. Il n'est pas besoin d'avoir vu un individu ingérer une dose toxique d'arsenic, pour reconnaître l'empoisonnement arsenical, il se démasque lui-même par les accidents spéciaux qu'il provoque.

Cette cause, ce poison que distinguent entre toutes les autres causes morbigènes ces propriétés si caractéristiques, est un produit naturel normal ; pour les poisons minéraux cela s'entend de soi-même, pour les poisons végétaux et les poisons animaux cela veut dire que le poison n'est pas le produit d'une altération subie par le végétal ou par l'animal, c'est le produit du fonctionnement normal et régulier de l'être vivant.

Voilà les maladies toxiques ; dans cette classe les maladies produites par les poisons animaux ou venins, présentent quelques caractères propres qui ont un grand intérêt au point de vue que nous poursuivons ; ces caractères sont les suivants : 1° disparition du poison dans l'organisme qui l'a absorbé, il ne peut y être retrouvé, et n'est démontré que par ses effets ; — 2° la spontanéité organique se manifeste d'une manière beaucoup plus accusée dans la production des symptômes, car ils n'ont plus l'identité absolue que l'on constate dans les autres groupes d'empoisonnement, et notamment dans les maladies par poisons minéraux ; — 3° la question de dose perd pour ainsi dire toute son importance, l'action persistant avec des quantités presque infinitésimales ; — 4° le poison animal ou venin, une fois séparé de l'animal qui le produit, ne possède aucun caractère extérieur particulier, il ne peut être objectivement distingué du liquide organique le plus innocent ; la provenance et l'efficacité spéciales ne se révèlent que par les effets sur l'organisme vivant.

Cela dit, nous pouvons arriver aux maladies infectieuses. Ce sont, elles aussi, des maladies par empoisonnement ; elles résultent de l'action exercée sur l'organisme par un élément étranger à sa constitution normale, élément qui l'attaque, qui l'infecte à la manière d'un poison. Ces éléments peuvent être opposés comme poisons morbides ou infectieux aux poisons naturels dont je viens de vous parler.

Voilà, Messieurs, le trait commun et fondamental des maladies toxiques et des infectieuses; ici comme là la cause est spéciale; la malaria, le poison cholérigène, etc., sont de véritables individualités étiologiques, ils ne ressemblent à aucune autre cause morbide; la cause est unique pour une même infection; la cause est nécessaire, je reviendrai sur ce point; la cause est suffisante, si bien que dans cette classe de maladies, les éléments communs de l'étiologie n'ont plus qu'une importance secondaire; ici enfin, comme tantôt, il y a un rapport constant et exclusif entre la cause et l'effet produit, de sorte que le poison infectieux est clairement révélé par ses effets, alors même qu'on n'a pas constaté son introduction dans l'organisme. De même que, pour reprendre mon exemple, on reconnaît l'empoisonnement arsenical quoiqu'on n'ait pas assisté à l'ingestion de l'arsenic, de même on reconnaît à leurs accidents spéciaux l'empoisonnement palustre, l'empoisonnement cholérique ou typhique, encore bien qu'on n'ait pas été témoin de l'absorption de ces divers poisons.

Ce caractère étiologique est la véritable marque des maladies infectieuses, il leur appartient à toutes indistinctement : cause morbigène spéciale, unique, suffisante, et exclusive dans ses effets, voilà le criterium commun de toutes ces maladies; cette donnée étiologique les réunit dans un fructueux rapprochement, et en commande la fusion dans un seul et même groupe; à défaut de localisation anatomique précise, la notion de cause fournit la meilleure base de classification.

L'identité entre les maladies infectieuses et les maladies toxiques persiste encore, si nous examinons quelles sont les voies d'absorption des deux ordres de poisons, car ces voies sont les mêmes : naturel ou morbide, le poison peut être absorbé par la surface respiratoire, s'il est diffus dans le milieu respirable; — par les organes digestifs, s'il est contenu dans les aliments ou dans les boissons; — par une pénétration de vive force à la suite de l'effraction des barrières épidermiques ou muqueuses; ce mode d'absorption est le mode unique pour certains poisons infectieux, appelés virus, qui, fixés dans les liquides organiques, ne peuvent pénétrer dans un autre organisme que par voie d'inoculation.

Je reviens maintenant sur ma proposition de tantôt relative à la nécessité du poison. Pour les maladies toxiques, cela va de soi, pas d'empoisonnement sans absorption préalable d'un poison. En est-il vraiment de même pour les maladies infectieuses? oui, sans aucun doute, Messieurs; en ce qui me concerne du moins, je n'éprouve aucune hésitation à formuler cette conclusion absolue. Mais pour qu'elle conserve son exactitude devant les faits, pour qu'elle ne se heurte pas sans cesse à des démentis apparents, il faut se garder de réduire toute l'étiologie des maladies infectieuses à l'importation et à la transmission du poison, car dans un grand nombre de circonstances l'observation la plus minutieuse ne révèle rien de semblable. Il faut tenir compte avec une égale sollicitude de la remise en activité du poison après une période plus ou moins longue d'inertie, phénomène majeur qui domine l'histoire des épidémies; — il faut tenir compte de la présence possible du poison dans des milieux, qui ne répondent pas en apparence aux conditions ordinaires des milieux infectants : on ne prend pas toujours la malaria dans un marais véritable; le poison, jugé par ses effets, peut être présent dans des milieux tout différents, que des circonstances accidentelles ont temporairement assimilés aux marais naturels.

Des modifications toujours difficiles à saisir, souvent même insaisissables, peuvent avoir introduit dans une région l'élément morbigène dont on affirme l'absence certaine; et dans les cas où une enquête délibérée, arrive à découvrir la présence de ce poison ignoré, ce ne sont pas des recherches superficielles qui suffisent à atteindre le but; si l'on s'en tient là, on est exposé à de grossières erreurs. En 1874, aux environs de Fürth, la fièvre typhoïde prend naissance dans un village où elle n'est point endémique; le défaut d'importation et de transmission étant bien constaté, Fronmüller suspecte comme origine de cette petite épidémie locale l'eau potable d'un certain réservoir; il procède à l'analyse de cette eau, elle ne montre aucun excès notable dans la proportion des matières organiques; cependant, en raison des résultats jusque-là négatifs de son enquête, il persiste dans ses soupçons, et il fait vider le réservoir : on trouve au fond un épais dépôt de matières fécales et putrides, et l'on constate une imprégnation semblable dans le sol voisin. Vous voyez, Messieurs, les difficultés de cette sorte de recherches; et combien il faut être réservé dans l'appréciation des faits qui semblent établir l'absence du poison.

C'est dans les cas de ce genre qu'on parle trop facilement de maladie infectieuse spontanée; qu'on parle à la rigueur d'une genèse autochtone, régionale ou individuelle, du poison, comme on peut le faire avec toute apparence de raison pour les matières fécales ou putrides eu égard au développement de la fièvre typhoïde, soit; mais toujours le poison, *quelle qu'en soit d'ailleurs l'origine*, précède la maladie, comme la cause précède son effet. De même donc qu'il n'y a pas de maladie toxique sans poison, de même il n'y a pas de maladie infectieuse sans poison *préalablement présent* (je ne dis pas *introduit*) dans l'organisme humain. Dans les cas où l'arrivée, la filiation et la présence du poison échappent aux investigations, il ne faut pas conclure à l'action suffisante des causes communes, il faut conclure à la présence ignorée de la cause spéciale, c'est-à-dire du poison; et le plus bel objet de l'étiologie des maladies infectieuses est précisément de rechercher les conditions qui peuvent produire, entretenir ou réveiller les agents infectieux, en dehors des circonstances plus tangibles d'importation et de transmission.

Que si maintenant on veut aller au-delà, et remontant à l'origine des choses, demander l'explication de la première formation du poison et du premier cas de la maladie, alors question pour question, poison pour poison, je demanderai l'explication de la première molécule d'arsenic ou de la première feuille de digitale, et nous irons ainsi nous perdre, nous et notre temps, en dissertations plus ou moins ingénieuses sur les causes premières.

Notre domaine, Messieurs, est celui des faits, nous ne devons pas en sortir; or les faits démontrent que dans certains lieux et à certaines époques, l'organisme humain rencontre dans le monde extérieur, ou en lui-même, des éléments hostiles qui l'affectent comme un poison, qui le dévient de son évolution physiologique, et lui impriment temporairement un mode de vie anormal lequel est la maladie infectieuse; et, si après cela, nous parvenons à déterminer les circonstances qui favorisent la genèse ou entretiennent l'activité des agents infectieux, notre tâche est accomplie dans la limite du possible, qui est aussi celle de l'utilité; tout le reste est vain, ce n'est qu'hypothèse arbitraire ou présomptueuse témérité.

II

. Le rapprochement des maladies toxiques et des maladies infectieuses ne nous a révélé jusqu'ici que des caractères communs ; voici venir de nombreuses et fondamentales différences.

. Avec le poison naturel l'effet suit immédiatement l'absorption ; avec le poison infectieux l'effet est tardif : la pénétration dans l'organisme est séparée des manifestations visibles par une période de durée variable pour chaque maladie ; rien d'apparent dans cette période ; aucune déviation saisissable de l'état normal ; la maladie est silencieusement préparée sous l'influence nuisible du poison, il y a là comme un travail latent d'éclosion, et par suite de cette comparaison légitime, la période a été nommée *incubation*.

. L'*inconstance des effets*, voilà un second caractère différentiel. Le poison naturel est toujours actif, le poison morbide ne l'est pas constamment ; cela est surabondamment prouvé par l'absence de la maladie infectieuse chez un grand nombre d'individus qui vivent pourtant au milieu du foyer épidémique. Le poison n'est plus ici que l'un des facteurs, il ne produit ses effets que si l'organisme est en état de réceptivité, c'est-à-dire s'il offre un terrain favorable à l'action du poison, c'est-à-dire encore s'il est disposé à se laisser affecter par l'agent morbigène. Cette disposition qui est innée et permanente, ou bien accidentelle et temporaire, constitue l'*opportunité morbide ;* sans elle, le poison quoique absorbé avec les mèmes qualités qui le rendent actif chez le voisin, ne peut manifester sa puissance ; il reste inerte, ou provoque tout au plus quelques désordres sans gravité, qui n'ont plus rien des effets spéciaux qui en traduisent la pleine action.

Un troisième caractère différentiel résulte de la *variété dans les effets du même poison*, c'est-à-dire dans les produits de même espèce étiologique. J'ai montré que la variété symptomatique, quasi nulle dans les poisons minéraux, vaguement accusée dans les maladies par poisons végétaux, est plus nettement affirmée dans les poisons animaux, mais tout cela n'est qu'une ébauche indécise, insuffisante assurément pour démontrer un rôle actif de l'organisme empoisonné, et dans les quelques nuances cliniques que l'observation saisit dans les maladies toxiques, il n'y a rien, absolument rien qui ressemble aux variétés pathologiques définies et tranchées, que l'organisme établit par sa spontanéité dans chaque espèce des maladies infectieuses. Voyez, dans une même épidémie, la variole discrète à côté de la confluente, la scarlatine bénigne à côté de l'hyperpyrétique, le typhus levissimus à côté du foudroyant, le chloléra léger à côté du sidérant, et ainsi des autres. De même donc que la disposition préalable crée une opportunité morbide individuelle qui décide seule de l'inertie ou de l'activité du poison, et qui révèle ainsi l'autonomie de l'organisme dans la genèse des maladies infectieuses ; de même les variétés dans les effets pathologiques d'un même poison, représentent la part de la *spontanéité organique* dans l'évolution de ces maladies une fois réalisées.

A défaut de tout autre, le caractère différentiel dont j'ai maintenant à vous entretenir, suffit pour creuser un infranchissable abîme entre les maladies toxiques et les maladies infectieuses ; ce caractère, c'est la *reproduction des poisons morbides*. Le poison naturel s'épuise dans l'organisme qu'il atteint, il ne peut agir au delà, par suite la maladie qu'il crée n'est pas transmissible à un autre individu ; les poisons infectieux sont reproduits par l'organisme qu'ils frappent, ils se diffusent au dehors après reproduction, et par suite, la maladie qu'ils provoquent peut être transmise de l'homme malade à l'homme sain qui n'a pas subi les atteintes du poison primitif. Le mode de cette transmission varie, et l'étendue de la transmissibilité en suit naturellement les conditions ; elle est multiple et commune si le poison régénéré est diffusible dans le milieu respirable, comme cela a lieu pour les typhus, la scarlatine, la rougeole ; elle est individuelle si le poison fixé dans les liquides morbides ne peut pénétrer dans un autre organisme que par voie d'inoculation, ainsi qu'il arrive pour la syphilis, pour la rage. Quoi qu'il en soit de cette question seconde du mode de transmission, ce qui est certain c'est que la *transmissibilité* est pour les maladies infectieuses un caractère de premier ordre, il n'appartient qu'à elles, et il leur appartient à toutes, une seule exceptée, la malaria. C'est en raison de ce caractère que toutes ces maladies, sauf la malaria, peuvent être dites *spécifiques*, elles se reproduisent, *elles font espèce*.

Un dernier caractère différentiel résulte de l'*immunité* qui suit la première attaque d'une maladie infectieuse. L'organisme humain n'est plus impressionné par le poison dont il a une fois subi l'atteinte ; cette règle a ses *exceptions*, la malaria, par exemple, mais elle est pourtant assez générale pour que cette immunité doive prendre place parmi les caractères distinctifs fondamentaux de cette classe de maladies.

III

Au terme de ce parallèle qui, je l'espère, fixera nettement dans votre esprit les caractères généraux communs des maladies infectieuses, d'autres questions surgissent qui sont relatives aux agents infectieux eux-mêmes; ces questions au nombre de trois ont trait à l'origine — à la nature — au mode d'action de ces poisons sur l'organisme.

Quelle qu'ait été la source première des poisons infectieux extrinsèques, il est certain, de par l'observation empirique, qu'ils ont aujourd'hui une *triple origine*. Ils proviennent de l'homme ou de l'animal affecté d'une maladie infectieuse; ils résultent alors de la spécificité de la maladie, ils en sont le produit destiné à perpétuer l'espèce. Cette origine, qui est bien évidemment une origine de second degré, appartient à toutes les maladies spécifiques, c'est-à-dire à toutes les maladies infectieuses, sauf la malaria. — En second lieu, les poisons infectieux proviennent du sol, d'où ils peuvent s'épancher dans l'atmosphère et dans les eaux. — En troisième lieu, ils proviennent du milieu respirable, quel que soit d'ailleurs le mécanisme de leur formation ou de leur arrivée dans ce milieu. Tels sont les seuls faits positifs quant à l'origine actuelle des agents extrinsèques d'infection.

Pour ce qui est de leur *nature*, nos connaissances sont encore incomplètes; pourtant d'importants progrès ont été réalisés grâce aux travaux de Tyndall, Hallier, Letzerich, Cohn, Pasteur, Klebs, Koch et de beaucoup d'autres. Jusqu'en ces dernières années nous ne savions rien au delà de cette notion de fait, que l'existence des poisons infectieux est toujours liée à la présence de matières organiques en décomposition, soit végétales, soit animales; aujourd'hui nous pouvons ajouter que l'existence de ces poisons est le plus souvent liée à la présence des organismes inférieurs qui accompagnent l'altération de la matière; et les recherches multipliées auxquelles cette question a donné lieu, recherches entre lesquelles les admirables investigations de notre illustre compatriote, M. Pasteur, méritent d'être citées en première ligne, permettent d'affirmer, soit par démonstration faite, soit par induction légitime que, dans la plupart des cas, ces organismes inférieurs, micrococcus, bactéries ou microbes, sont ou renferment le poison lui-même. Le constituent-ils exclusivement sans participation aucune des autres éléments auxquels ils sont constamment mêlés, c'est un point qui peut prêter encore à la discussion et que nous retrouverons bientôt, mais le fait fondamental du rôle infectant possible de ces organismes me paraît aujourd'hui solidement établi. Si donc nous nous bornons strictement aux faits acquis, en laissant la porte ouverte aux enseignements de l'avenir, nous pouvons, en ce qui concerne les maladies infectieuses de l'homme, répondre à la question de nature des poisons morbigènes par cette conclusion : le poison est souvent dans la bactérie.

Quelques mots avant de passer outre sur ces organismes.

Ils sont de nature végétale, et certaines espèces sont à l'extrême limite des choses visibles aux plus forts grossissements; ce sont des champignons de l'organisation la plus rudimentaire, ils forment le groupe des bactériens dans la classe des Schizomycètes, de Naegeli. Au point de vue morphologique ils peuvent être rapportés à deux formes, la forme globuleuse, la forme en filaments ou en bâtonnets diversement contournés. On peut distinguer actuellement dans ces microphytes cinq genres principaux : G. micrococcus; — G. bacterium; — G. bacillus; — G. vibro; — G. spirillum. — La nutrition a lieu par endosmose, la reproduction par scissiparité. Lorsqu'ils sont dans un milieu peu favorable, les bactériens développés par division sont enveloppés et comme fusionnés par une substance unissante, que Billroth a nommée *glia;* ils forment alors des colonies disposées soit en amas, soit en chaînettes plus ou moins étendues.

Le fait que le poison morbigène est dans un être vivant à reproduction rapide, permet d'en concevoir nettement le *mode d'action*, et d'assigner au développement de la maladie infectieuse une pathogénie qui dépasse en précision toutes les ébauches antérieures de théories hypothétiques. Cette interprétation je puis vous la présenter en quelques mots : c'est la bactérie qui est le poison, c'est elle qui par son activité propre et sa multiplication dans l'organisme où elle vit en parasite, substitue au mode normal qui est la santé, la manière d'être anormale qui est la maladie, et la maladie infectieuse est l'expression visible de la lutte, lutte pour la vie ou la mort, entre l'organisme humain et l'organisme hostile qui l'a attaqué, puis envahi.

Cette notion de l'infection parasitaire jette une vive lumière sur les points les plus obscurs de l'évolution des maladies infectieuses. Jugez-en vous-mêmes.

Les bactéries absorbées ne produisent d'abord aucun effet appréciable ; elles vivent, elles croissent, elles se multiplient silencieusement aux dépens de l'organisme ; mais lorsque cette croissance, cette multiplication, sont parvenues à un certain degré, alors les altérations qu'elles ont déterminées dans le sang et dans les tissus sont assez marquées pour devenir pyrétogènes, et la série des accidents visibles commence. Voilà pour la mystérieuse période de l'incubation une heureuse et satisfaisante explication. Les variations dans la durée de cette période peuvent être elles-mêmes expliquées par l'état et la quantité des organismes primitivement absorbés, et par la rapidité variable de leur multiplication.

L'organisme vivant est un terrain peu favorable à la persistance et à la reproduction des bactériens ; il leur offre une certaine résistance, et le temps nécessaire pour que les parasites soient réduits à néant, et que leurs effets nuisibles soient réparés, fait la durée de la maladie. Les variétés de la durée tiennent à deux facteurs également variables, d'une part la quantité et l'état des bactéries introduites dans l'organisme lors de l'infection, d'autre part la somme des résistances que le malade oppose à la multiplication parasitaire, et la force qu'il possède pour réparer les désordres effectués.

La résistance de l'organisme, remarquez la part que la doctrine est obligée de faire à l'autonomie de l'organisme, peut être telle que les bactéries ne puissent ni persister individuellement, ni se reproduire ; de là le poison inerte, de là le grand nombre d'individus qui quoique exposés à l'infection ne réalisent pas la maladie. En fait, l'infection n'est suivie d'effets que lorsque la résistance de l'organisme humain est affaiblie ou troublée au point de permettre la survie et la multiplication des parasites.

Enfin il est établi que dans certaines conditions défavorables les bactériens peuvent tomber dans un état d'inertie et de mort apparente, tout en étant capables de reprendre leur vitalité et leur faculté de re-

production, lorsque ces conditions nuisibles sont supprimées, et cela
après des intervalles extrêmement prolongés ; ainsi pour ne citer qu'un
exemple, Cohn a prouvé que certaines bactéries ne sont pas tuées par
une congélation poussée jusqu'à — 18°, et qu'après réchauffement
elles peuvent de nouveau vivre et se multiplier. Eh ! bien, ces alter-
natives de mort apparente et de vie active donnent la clef des fluctua-
tions des maladies épidémiques, elles rendent compte de l'extinction
temporaire et de la réapparition dans un même lieu des maladies
infectieuses. — Ces conditions mobiles de la vitalité et de la nocuité
des agents infectieux sont d'ordre tellurique ou atmosphérique, et elles
constituent dans l'étiologie des maladies infectieuses un élément pri-
mordial, que j'ai appelé l'*opportunité cosmique*. Cette opportunité
cosmique n'est pas moins nécessaire pour la production régionale de
la maladie, que l'opportunité morbide organique pour la réalisation
individuelle de l'infection.

Vous le voyez donc, Messieurs, la doctrine de l'infection parasitaire
porte la lumière sur bien des points obscurs, et avec une clarté qui n'a
d'égale que la simplicité, elle rend compte de la plupart des particula-
rités si mystérieuses des maladies zymotiques. La doctrine d'ailleurs
n'est pas moins féconde pour la pratique, car elle montre la place pré-
pondérante que doivent prendre dans la thérapeutique de ces maladies
les moyens capables d'empêcher la végétation et la pullulation des organismes infectants, ainsi que leur transmission de l'homme malade à
l'homme sain.

IV

Telle est la théorie bactérienne des maladies infectieuses ; elle est
assise sur un ensemble de faits qui ne permettent plus de la repousser,
au moins dans sa partie fondamentale ; mais l'exclusivisme que sou-
tiennent les partisans absolus de la doctrine, ne me semble pas en
revanche pouvoir être accepté, jusqu'ici du moins. Je m'explique.
Pour eux, non-seulement la bactérie est le poison infectant, mais c'est
elle seule qui a cette propriété spéciale, à l'exclusion des liquides et
des autres éléments organiques auquels elle peut être associée. J'avoue
qu'il m'est impossible d'aller aussi loin. Le progrès d'aujourd'hui ne

doit pas faire oublier les enseignements d'hier, et de nombreuses expériences, entre lesquelles celles de Bergmann et Schmiedeberg,
de Panum, de Picot, de Stricker, de Dougall, doivent surtout
être citées, ont montré que les liquides organiques, privés de
bactériens, peuvent avoir des propriétés infectantes, au moins
dans certains cas; d'un autre côté, la présence des bactériens n'est
pas absolument constante dans toutes les maladies infectieuses
de l'homme; de Giovanni, Hogg et Popoff l'ont bien établi pour les
typhus, la variole, la rougeole; M. Chauveau l'a confirmé, ainsi que
MM. Picot, Stricker, Paschutin, Crisp et Hutchinson, Charlton-Bastian,
et Laptchinsky.

Si donc les faits conduisent à considérer les bactériens comme le
poison morbigène là où ils existent, nous ne pouvons pourtant pas les
incriminer là où ils font défaut; en conséquence nous ne sommes
point autorisés à considérer ces parasites comme le seul et unique
agent d'infection, à l'exclusion de tout autre élément organique. La
doctrine subit ainsi une restriction aussi légitime qu'importante, laquelle s'oppose à la généralisation absolue, qui serait à la fois si sé-
duisante et si simple. La bactérie peut être, et est souvent le poison
infectant, mais elle n'est pas l'unique élément qui possède cette propriété, je ne vois pas d'autre conclusion possible. Indépendamment des
restrictions imposées par les faits déjà connus, qui sait si l'avenir ne
réserve pas au groupe des ptomaïnes une place importante dans cette
étiologie encore si mystérieuse !

Une dernière question se présente; la réponse que je suis obligé
d'y faire restreint dans une notable mesure les résultats pratiques que
l'on pourrait attendre a priori de la pathogénie nouvelle des maladies
infectieuses. La bactérie infectante est-elle spéciale pour chacune
de ces maladies; constitue-elle pour chacune d'elles une espèce morphologique distincte, objectivement reconnaissable *à l'avance* à des
caractères optiques déterminés? Non, pas le moins du monde. Si certaines maladies propres aux animaux ont leurs microbes spéciaux, nous
ne connaissons rien de pareil pour les maladies de l'homme : les
spirilles propres au typhus à rechutes ne diffèrent pas de l'espèce
spirille en général; — les bactéries globuleuses ou en batonnets qu'on
trouve chez les typhiques, les cholériques, dans la scarlatine, dans la
rougeole ne diffèrent point par leurs caractères extérieurs des micrococcus globuleux ou en batonnets d'autre sorte; — les bactéries de la

diphthérie sont si peu spécialisées au point de vue morphologique que les observateurs les plus compétents sont en désaccord sur la forme qu'il convient d'assigner au microbe de cette maladie; — les bactéries rencontrées dans la fièvre typhoïde sont tellement peu spécialisées par l'unité et l'identité de forme, qu'on en a décrit jusqu'ici au moins huit à dix espèces; — les bactériens du liquide vaccinal ne sont pas objectivement discernables de ceux du liquide variolique, et pourtant quelle distance entre les effets; — bref, les propriétés spéciales des bactériens ne sont pas nécessairement liées à des caractères morphologiques spéciaux, elle ne se décèlent que par leurs effets, c'est-à-dire quand il est trop tard, l'organisme vivant en est le réactif nécessaire et le révélateur indispensable.

D'où viennent donc ces propriétés spéciales? uniquement de l'origine, Messieurs.

Ce n'est pas une bactérie quelconque qui est infectante; ces organismes sont répandus à profusion dans tous les milieux avec lesquels l'homme est en rapport, et s'il suffisait de les absorber pour être frappé de maladie infectieuse, nous en serions tous atteints, et comme on l'a dit déjà avec toute raison, nous mourrions tous de bactérisation. Que d'expériences démontrent l'innocuité de ces bactéries banales dont nous sommes entourés! Ce qui rend la bactérie infectante, c'est sa provenance et non pas une efficacité à elle inhérente en tant que bactérie. De ces faits résulte cette conséquence majeure jusqu'ici méconnue, c'est que les propriétés infectantes des bactériens sont des propriétés d'emprunt, issues du milieu spécial où ils ont végété : la bactérie provenant d'un varioleux ou d'un diphthérique a par suite une action infectante qui manque à la bactérie similaire dont l'origine est autre, mais c'est là, je le répète, une vertu de seconde étape, issue du milieu originel. L'individu infecté par le poison variolique, s'il porte en lui des bactéries, fait des bactéries varioliques, cela est évident, il est variolique dans tout son être; l'individu infecté par le poison cholérique, s'il porte en lui des bactéries, fait des bactéries cholérigènes, et ainsi de suite; et ces organismes, comme tout autre particule ou liquide de même provenance, et plus puissamment encore, en raison de leur faculté de reproduction, deviennent les agents de transport, les véhicules de la maladie, à distance variable dans le temps et dans l'espace. Une fois devenue infectante de par son milieu originel, la bactérie conserve cette propriété, plus ou moins active, de génération en génération, et même par la culture artificielle; et pourquoi la perdrait-elle? les espèces animées, tant végétales qu'animales, ne se reproduisent-elles pas avec l'ensemble de leurs propriétés?

Telles sont pour moi, Messieurs, dans l'état actuel des choses, et toute réserve faite des progrès futurs, les limites vraies de la doctrine de l'infection parasitaire. Connaissant l'influence des bactériens infectés, nous connaissons l'un des agents, disons même, si vous le voulez, l'agent le plus puissant de la diffusion et de la perennité des maladies infectieuses, mais cette notion nous laisse encore dans l'ignorance touchant le poison morbide lui-même, dans l'impuissance quant à la prophylaxie directe, puisque la comparaison des bactéries infectantes et des bactéries banales ne nous permet de saisir entre elles qu'une différence d'origine, laquelle ne se révèle qu'après coup par ses effets sur l'organisme vivant.

Par suite, en ce qui concerne les maladies infectieuses de l'homme, nous ne sommes pas plus avancés, quant à la conception même du poison, quant à la reconnaissance et à la prévention immédiates, qu'à l'époque où l'on disait miasmes au lieu de dire bactéries. En cette situation, et aujourd'hui comme alors, l'étiologie de la classe de maladies que nous allons étudier ensemble, est forcément bornée au déterminisme : déterminer les conditions dans lesquelles prennent naissance les agents infectieux jugés par leurs effets; déterminer les circonstances qui en restreignent ou en favorisent la diffusion; déterminer les conditions de l'opportunité cosmique et de l'opportunité individuelle, voilà le domaine de cette étiologie; il est assez vaste et surtout assez fertile, car il contient en lui toutes les données vraiment utiles pour la prophylaxie tant générale que particulière.

MOTTEROZ, Adm.-Direct. des Imprimeries réunies, B, Puteaux.